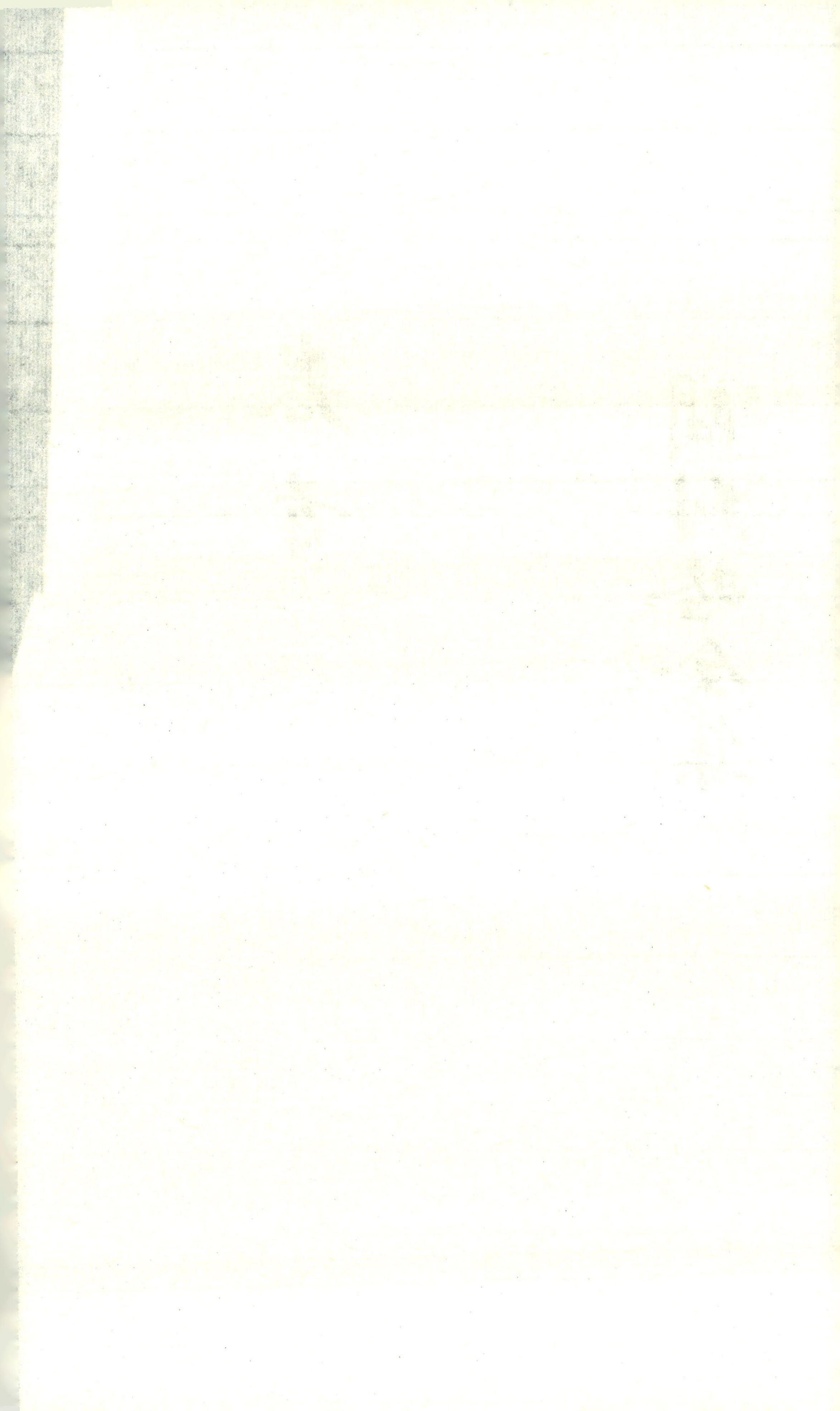

卷首

閩糾略全集

素問糾畧全集

素問疏畧全集

素問糾略序

素問之書。雖不實出於黃岐之世。要亦去古未遠。時人祖述黃岐遺意而作者也。詞古義精。理微事著。保天和於未病。續人壽於既危。彝倫攸敘。王化滋盛。實醫家之祖宗。猶吾儒之有五經也。故曰醫人不讀素問。猶士人不治本經。其以是歟。歷世既遠。簡篇訛脫。唐王冰雖嘗是正。而讀者猶憾理詳。元儒醫丹溪朱彥脩甫有見於此。上續孔子刪述之意。乃立為天地陰陽四時等略九目。俾各以類相從。去其繁亂。名以糾略。人得便觀。不

啓大道之翦荊榛。有天之披雲霧。書
成百有餘年。而梓行則未也。木自早
歲嘗以先宜人嬰疾留意於醫。始閱
是書及滑伯仁素問鈔。於長洲徐德美
氏。既涖任南都。乃并得於遜菴請蔣境
判家。傳寫魯魚。字如讐校。藏之書笥。
幾十五年。患無好仁者可托以傳也。古陶
任良才以名進士。出宰江陰。過予論政。予
言此書尤仁政之要務。千載之欽典。差
若布帛菽粟然。民生日用之不能無賴
者。恒欲付梓。惜其不果。復舉有力仁人。
梓以廣其傳。恒德君子苟能遵而行

之。俾斯民獲躋於仁壽，未必無小補也。用序諸首，以識其端。

大明弘治壬子秋九月吉日吏部郎中

琴川周木序

素問糾畧續補正序

古來醫書多矣而探原星海涵蓋百家莫若黃帝素問醫家有是書猶儒家之有四書也不讀是書者非特不可治病併不可學醫顧方家異尚尋委忘原千百年來罕有購其書而讀之者即或置書案頭而卷帙浩繁一目未了雖勝翻何庚張先生有素問大全之註而註愈多帙愈繁窮經皓首殊為畏途譬諸入海者望洋驚歎則自崖返矣故元丹谿朱先生憫是書之不行慨讀者之難竟撮其領要分條釋義名曰素問糾畧啟前人之秘鑰留後學之薪傳醫道

津梁其在是哉此書未見刊行間有秘不重
自珍惜而不以於世世既歎得是書之難而是
書之足以治濟世世者卒亦未盡其用良可惜
也茲上洋範九錢子少負異才不樂仕進
志為良醫矢心利濟由是受業於鄮城之
學圃施先生得其真傳參以妙悟時復青

囊有指到春田之妙自應年來心慕其
書百計購求始得一見而墨跡已堆蠹蝕矣
忻喜之餘深加護惜手錄新本加以參校深
奧者抉其義疑貳者達其辭小窗矻矻越
五寒暑而工竣將付梓人索序於予　展卷
卒讀歎為精醇他日良醫傳中　詳載

[illegible]

始末。謂成丹鉛之志。托介賓之英。而廣黃

帝之傳。功在信人。名在千古。與棗梨而同

壽者。其錢子也夫。

時

康熙歲次庚子仲春花辰吉旦

婁東王掞藻儒甫撰

晏東王林謚篇有樂
舒逝殘以傳于中春秋作合回

詩

壽者其後己也矣
而一以貫己在於人而在于一而義樂已回
其於己者由證以物於仁也以號以順德

素問糾略目錄

素問糾略 先

金華朱震亨彥脩纂
婺川周本道仁校正
寓古吳錢僖健菴恭註

天地陰陽四時略一

陰陽者天地之道也謂變化生成之道易曰一陰一陽之謂道是也萬物之綱紀滋生之用也陽與之正氣以生陰為之主持以立故曰綱紀陰陽離合論曰陽與之正陽為之主是也變化之父母異類之用也生殺之本始寒暑之用也神明之府也生殺變化神明居其中也易曰陽陰不測之謂神是也治病必求其本故積陽為天積陰為地陰靜陽躁陽生陰長陽殺陰藏陽化氣陰成形寒極生熱熱極生寒寒氣生濁熱氣生清清氣在下則生飧泄濁氣在上則生䐜脹此陰陽反作病之逆從也故清陽為天濁陰為地地氣上為雲天氣下為雨雨出地氣雲出天氣故清陽出上竅濁陰出下竅清陽發腠理濁陰走五臟清陽實四肢濁陰歸六腑雨從雲以施化故言雨出地雲憑氣以交合故言雲出天水為陰火為陽　為氣陰為味味歸形形歸氣氣歸精精歸化精食氣形食味化生精氣生形味傷形氣傷精精化為氣氣傷於味陰味出下竅陽氣出上竅氣化則精生味和則形長精微之液淮血化而成形質之胥資氣行榮立味有質故下流於便溺之竅氣無形故上出於呼吸之門也味厚者為陰薄為陰

之陽氣厚者為陽薄為陽之陰味厚則瀉薄則通氣薄則發泄厚則發熱陰氣潤之故味厚則泄利陽氣炎上故氣厚則發熱味薄為陰少故通泄氣薄為陽少故汗出壯火之氣衰少火之氣壯火之壯者壯已必衰火之少者少已必壯壯火食氣氣食少火壯火散氣少火生氣氣生壯火故云壯火食氣少火滋氣故云氣食少火以壯火食氣故氣得壯火則耗以散少火益氣故氣得少火則生長氣味辛甘發散為陽酸苦湧泄為陰天有四時五行以生長收藏以生寒暑燥濕風人有五臟化五氣以生喜怒悲憂恐天地者萬物之上下也陰陽者血氣之男女也左右者陰陽之道路也水火者陰陽之徵兆也陰陽者萬物之能始也故曰陰在內陽之守也陽在外陰之衛也天有精地有形

天有八紀地有五里陽為天降精氣以施化陰為地布和氣以成形五形為生育之井理八風為變化之綱紀故能為萬物之父母陰天化氣陰地成形五里運行八風鼓折收藏生長無替時宜夫如是故能為萬物之父母清陽上天濁陰歸地是故天地之動靜神明為之綱紀故能以生長收藏終而復始玆出陰陽如應象論五天覆地載萬物方生未出地者命曰陰處名曰陰中之陰出乎地者命曰陰中之陽陽予之正陰為之主陽施正氣萬物方生陰為主持群形乃立故生因春長因夏收因秋藏因冬失常則天地四塞出陰陽離合論六夫六六之節九九制會者所以正天之度氣之數也天度者所以制日月之行也氣數者所以紀化生之用也天為陽地為陰日為陽月為陰行有分

之異也東南方陽也陽者其精降於下故右熱而左溫西北方陰也陰者其精奉於上故左寒而右涼是以地有高下氣有溫涼高者氣寒下者氣熱陰精所奉其人壽陽精所降其人夭陰精所奉高之地也陽降所精下之地也陰方之地陽不妄泄寒氣外持邪不數中真氣堅守故壽延陽方之地陽氣耗散發泄無度風熱數中真氣傾竭故夭折一州之氣生化壽夭不同者高下之理地勢使然也崇高則陰氣治之污下則陽氣治之陽勝者先天陰勝者後天此地理之常生化之道也高者其氣壽下者其氣夭地之大小異也小者小異大者大異註五常正大論七十兩陰交盡故曰幽兩陽合明故曰明幽明之配寒暑之異也兩陰交盡於戌亥兩陽合明於辰巳氣至之謂至氣分之謂分至則氣同分則氣異所謂天地之正紀也冬夏二至是天地　氣主歲至其所在也春秋二分是間氣初二四五四氣各分其政於主歲左右也故曰至則氣同分則氣異春秋氣始於前冬夏氣始於後以分至明六氣分位則初氣四氣始於立春立秋前各一十五日為紀法三氣六氣始於立夏立冬後各一十五日為紀法也由是四氣前後之紀則三氣六氣之中正當二至日也故曰春秋氣始於前冬夏氣始於後註至真要大論七十四

運氣略第二

五日謂之候三候謂之氣六氣謂之時四時謂之歲而各從其主治焉日行天之五度則五日也三候正十五日也六氣凡九十日正三月也設其多之矣故十八候為六氣六氣謂之時也四時凡三百六十日故曰四時謂之歲也各從主治謂一歲之日各歸於五行之一氣而為之至於王也故下文曰五

運相襲而皆治之，終朞之日，周而復始，時立氣布，如環無端，候亦同法。[illegible]

故曰：不知年之所加，氣之盛衰，虛實之所起，不可以為工矣。[illegible]五氣更立，各有所勝，盛虛之變，此其常也。所勝，春勝長夏，長夏勝冬，冬勝夏，夏勝秋，秋勝春，所謂得五行時之勝，各以氣命其藏。[illegible]

求其至也，皆歸始春，[illegible]未至而至，此謂太過，則薄所不勝，而乘所勝也，命曰氣淫。[illegible]至而不至，此謂不及，則所勝妄行，而所生受病，所不勝薄之也，命曰氣迫。所謂求其至者，氣至之時也。[illegible]

謹候其時，氣可與期，失時反候，五治不分，[illegible]邪僻內生，工不能禁也。[illegible]蒼天之氣，不得無常也。氣之不襲，是謂非常，非常則變矣。[illegible]變至則病，所勝則微，所不勝則甚，因而重感於邪則死矣。故非其時則微，當其時則甚也。[illegible]

天有五行御五位，以生寒暑燥濕風；人有五藏化五氣，以生喜怒思憂恐。

紀周有道理日行一度月行十三度而有奇焉故大小月三百五十五日而成歲積氣餘而盈閏矣立端於始表正於中推餘於終而天度畢矣天以六六為節地以九九制會天有十日日六竟而周甲〻六復而終歲三百六十日法也註出六節藏象論九星辰者所以制日月之行也又八曰者所以候八風虛邪以時至者也四時者所以分春夏秋冬之氣所在以時調之也八正之虛邪而避之勿犯也以身之虛而逢天之虛兩虛相感其氣至骨入則傷五臟工候救之弗能傷也故曰天忌不可不知也出八政神明論二十六天地之動靜神明為之紀陰陽之升降寒暑彰其兆

夫變化之用天垂象地成形七曜緯虛五行麗地地者所以載生成之形類也虛者所以列應天之精氣也形精之動猶根本之於枝葉也仰觀其象雖遠可知也帝曰地之為下否乎岐伯曰地為人之下太虛之中者也帝曰馮乎岐伯曰大氣舉之也燥以乾之暑以蒸之風以動之濕以潤之寒以堅之火以溫之故風寒在下燥熱在上濕氣在中火游行其間寒暑六入故令虛而化生也故燥勝則地乾暑勝則地熱風勝則地動濕勝則地泥寒勝則地裂火勝則地固矣註出五運行大論六十七天不足西北左寒而右涼地不滿東南右熱而左寒陰陽之氣高下之理太少

之異也東南方陽也陽者其精降於下故右熱而左溫西北方陰也陰者其精奉於上故左寒而右涼是以地有高下氣有溫涼高者氣寒下者氣熱陰精所奉其人壽陽精所降其人夭陰精所奉高之地也陽降所精下之地也陰方之地陽不妄泄寒氣外持邪不數中真氣堅守故壽延陽方之地陽氣耗散發泄無度風熱數中真氣傾竭故夭折一州之氣生化壽夭不同者高下之理地勢使然也崇高則陰氣治之汙下則陽氣治之陽勝者先天陰勝者後天此地理之常生化之道也高者其氣壽下者其氣夭地之大小異也小者小異大者大異注五常正大論七十兩陰交盡故曰幽兩陽合明故曰明幽明之配寒暑之異也兩陰交盡於戌亥兩陽合明於辰巳氣至之謂至氣分之謂分至則氣同分則氣異所謂天地之正紀也冬夏二至是天地氣主歲至其所在也春秋二分是間氣初二四五四氣各分其政於主歲左右也故曰至則氣同分則氣異春秋氣始於前冬夏氣始於後以分至明六氣分位則初氣四氣始於立春立秋前各一十五日為紀法三氣六氣始於立夏立冬後各一十五日為紀法也由是四氣前後之紀則三氣六氣之中正當二至日也故曰春秋氣始於前冬夏氣始於後注至真要大論七十四

運氣略第二

五日謂之候三候謂之氣六氣謂之時四時謂之歲而各從其主治焉日行天之五度則五日也三候正十五日也六氣凡九十日正三月也設其多之矣故十八候為六氣六氣謂之時也四時凡三百六十日故曰四時謂之歲也各從主治謂一歲之日各歸於五行之一氣而為之主以王也故下文曰五

運相襲而皆治之終朞之日周而復始時立氣布如環無端候亦同法五運為五行之氣應天之運而主化者也襲為承襲如父子相承主統一歲之日常如是周而復始也新校正之時五氣右者謂歲立四時、布六氣如環無端故又曰候亦同法也故曰不知年之所加氣之盛衰虛實之所起不可以為工矣五氣更立各有所勝盛虛之變此其常也所勝者春勝長夏長夏勝冬冬勝夏夏勝秋秋勝春所謂得五行時之勝各以其氣命其藏以氣命藏者如春之木內合肝長夏土內合脾求其至也皆歸始春立春前十五日乃候之初也未至而至此謂太過則薄所不勝而乘所勝也命曰氣淫至而不至此謂不及則所勝妄行而所生受病所不勝薄之也命曰氣迫所謂求其至者氣至之時也凡五行之氣我剋者為所勝剋我者為所不勝生我者為所生假令肝木有餘是肺金不足金不制木故木太過木氣既餘則反薄肺金而乘於脾土矣故曰太過則薄所不勝而乘所勝也此皆五臟之氣內相淫併為疾故命曰氣淫也餘太過例同又如肝木氣少不能制土土氣無畏而遂妄行水被土凌故云所勝妄行而所生受病也肝木之氣不平肺金之氣自薄故云所不勝薄之然木氣不平土金交薄相迫為疾故云氣迫也餘不及例皆同謹候其時氣可與期失時反候五治不分五治者五行所治主統一歲之氣也邪僻內生工不能禁也蒼天之氣不得無常也氣之不襲是謂非常非常則變矣變至則病所勝則微所不勝則甚因而重感於邪則死矣故非其時則微當其時則甚也當其時謂正直之年也並出大節藏象論九天有五行御五位以生寒暑燥濕風人有五臟化五氣以生喜怒憂思恐

夫五運陰陽者天地之道也萬物之綱紀變化之父母生殺之本始神明之府也可不通乎故物生之謂化物極謂之變陰陽不測謂之神神用無方謂之聖　夫變化之為用也在天為玄在人為道在地為化化生五味道生智玄生神神在天為風在地為木在天為熱在地為火在天為濕在地為土在天為燥在地為金在天為寒在地為水故在天為氣氣者謂風熱燥濕寒也在地成形形者謂木火土金水也形氣相感而化生萬物也然天地者萬物之上下也左右者陰陽之道路也水火者陰陽之徵兆也金木者生成之終始也氣有多少形有盛衰上下相召而損益彰矣　氣有多少謂陰陽之氣各有多少故曰三陰三陽也形有盛衰謂五行之治各有太過不及也故其始也有餘而往不足隨之不足而往有餘從之知迎知隨氣可與期　應天為天符謂如木運之歲上見厥陰火運之歲上見少陰少陽之類承歲為天直謂如木運之歲旦見厥卯火運之歲、當寅午之類也三合為治謂火運之歲上見少陰年辰臨午土運之歲上見太陰年辰臨丑金運之歲上見陽明年辰臨酉此三者天氣運氣與年辰俱會故云三合為治又天會歲會運會為三合也寒暑燥濕風火天之陰陽也三陰三陽上奉之木火土金水火地之陰陽也生長化收藏下應之天以陽生陰長地以陽殺陰藏天有陰陽地亦有陰陽木火土金水火地之陰陽也生長化收藏故陽中有陰、中有陽

也　所以欲知天地之陰陽者應天之氣動而不息故五歲而右遷應地之氣靜而守位故六期而環會動靜相召上下相臨陰陽相錯而變由生也　天以六爲節地以五爲制周天氣者六期爲一備終地紀者五歲爲一周君火以名相火以位五六相合而七百二十氣爲一紀凡三十歲千四百四十氣凡六十歲爲一周不及太過斯皆見矣甲己之歲土運統之乙庚之歲金運統之丙辛之歲水運統之丁壬之歲木運統之戊癸之歲火運統之　子午之歲上見少陰丑未之歲上見太陰寅申之歲上見少陽卯酉之歲上見陽明辰戌之歲上見太陽巳亥之歲上見厥陰少陰所謂標也厥陰所謂終也新校正云午未申酉戌亥之歲爲正化正司化令之實子丑寅卯辰巳之歲爲對化對司化令之虛厥陰之上風氣主之太陰之上濕氣主之少陽之上相火主之陽明之上燥氣主之太陽之上寒氣主之所謂本也三陰三陽爲標寒暑風火燥濕爲本故云所謂本也並出天元紀大論六六丹天之氣經於牛女戊分黅天之氣經於心尾己分蒼天之氣經於危室柳鬼素天之氣經於亢氐昴畢玄天之氣經於張翼婁胃所謂戊己分者奎壁角軫則天地之門戶也　所謂上下者歲上下見陰陽之所在也左右者上見厥陰左少陰右太陽見少陰左太陰右厥陰見太陰左少陽右少陰見太少陽左陽明右

太陰見陽明左太陽右少陽見太陽左厥陰右陽明所謂面北而命其位言其見也厥陰在上則少陰在下左陽明右太陰太[少]陰在上則陽明在下左太陽右少陽太陰在上則太陽在下左厥陰右陽明少陽在上則厥陰在下左少陰右太陽陽明在上則少陰在下左太陰右厥陰太陽在上則太陰在下左少陽右少陰所謂面南而命其位言其見也

上下相遘寒暑相臨氣相得則和不相得則病 木火相臨金水相臨之類為得木土相臨土水相臨之類為不得 氣相得而病者以下臨上不當位也 如土臨火火臨木之類皆為以下臨上不當位也子為下父為上以子臨父不亦逆乎 上者右行下者左行左右周天餘而復會也 上天也下

地也周天謂天周地地之位也天乘六氣地布五行天順地而左四地乘天而東轉木運之後天運常餘餘氣不加於君火却退一步加臨相火之上是以每五歲已退一位而右遷故曰左右周天餘而復會言天地之道常五歲畢則餘氣還加復之五行座會真相會合為歲法也周天謂天周地位非周天之六氣也 從其氣則和逆其氣則病不當其位者病迭移其位者病失守其位者危尺寸反者死陰陽交者死先立其年以知其氣左右應見然後乃可以言生死之逆順

帝曰寒暑燥濕風火在人合之奈何其於萬物何以生化岐伯曰東方生風風生木木生酸酸生肝肝生筋筋生心其在天為玄在人為道在地為化化生五味 金玉土石草木菜果根莖枝葉花穀實核無識之類皆化所化生也 道生智玄生神化生氣 飛走數行鱗介毛羽倶五類變化內屬神机雖為五

味所謂然其生稟則異故又曰化生氣也此上七句通言其六氣五行生化之大法非特東方有之也

神在天為風在地為木在體為筋在氣為柔在臟為肝其性為暄其德為和其用為動其色為蒼其化為榮其蟲毛其政為散其令宣發其變摧拉其眚為隕其味為酸其志為怒怒傷肝悲勝怒風勝肝燥勝風酸傷筋辛勝酸

南方生熱熱生火火生苦苦生心心生血血生脾其在天為熱在地為火在體為脈在氣為息在臟為心其性為暑其德為顯其用為躁其色赤其化為茂其蟲羽其政為明其令鬱蒸其變炎爍其眚燔焫其味為苦其志為喜喜傷心恐勝喜熱傷氣寒勝熱苦傷氣鹹勝苦

中央生濕濕生土土生甘甘生脾脾生肉肉生肺其在天為濕在地為土在體為肉在氣為充在臟為脾其性靜兼其德為濡其用為化其色黃其化為盈其蟲倮其政為謐其令雲雨其變動注其眚淫潰其味為甘其志為思思傷脾怒勝思濕傷肉風勝濕甘傷脾酸勝甘

西方生燥燥生金金生辛辛生肺肺生皮毛皮毛生腎在天為燥在地為金在體為皮毛在氣為成在臟為肺其性為涼其德為清其用為固其色為白其化為斂其蟲介其政為勁其令霧露其變肅殺其眚蒼落其味辛其志為憂憂傷肺喜勝憂熱傷皮毛寒勝熱辛傷皮毛苦勝辛

北方生寒寒生水水

生鹹〻生腎腎生骨髓〻生肝在天為寒在地為水在體為骨在氣為堅在臟為腎在性為凛其德為寒其用為闔其色黑其化為肅其虫鱗其政為靜其令霜雪其變凝冽其眚冰雹其味鹹其志為恐〻傷腎思傷恐寒傷血燥勝鹹〻傷血甘勝鹹新校正云詳所傷之旨有三東方曰風傷肝酸傷筋中央曰濕傷肉甘傷脾西方曰辛傷皮毛是自傷者也南方曰熱傷氣苦傷氣北方曰寒傷血鹹傷血是傷己所勝也西方曰熱傷皮毛是被傷勝勝傷己也凡此五方所傷之例有三五氣更立各有所先非其位則邪當其位則正氣相得則微不相得則甚皆先立運氣司天之氣則氣之所在相得與不相得可知矣氣有餘則制己所勝而侮所不勝其不及則己所不勝侮而乘之己所勝輕而侮之木餘則制土輕忽於金以金氣不爭故木恃其餘而輕侮也又木少金氣勝土反侮木以木不及故土妄凌之也四氣例同侮反受邪以己強盛過很衰微不度卑弱妄行凌忽雖而求勝故終必以受邪也侮而受邪寡於畏也受邪謂受己不勝之邪也又云寡於敬畏由是納邪並出五運大論六十七上下有位左右有紀故少陽之右陽明治之陽明之右太陽治之太陽之右厥陰治之厥陰之右少陰治之少陰之右太陰治之太陰之右少陽治之此所謂氣之標蓋南面而待之也故曰因天之序盛衰之時移光定位正立而待之此之謂也

少陽之上火氣治之中見厥陰陽明之上燥氣治之中見太陰太陽之上寒氣治之中見少陰厥陰之上風氣治之中見少陽少陰之上熱氣治之中見太陽

太陰之上濕氣治之中見陽明所謂本也本之中下之是也見之下氣之標也本標不同氣應異象少陰太陰從本少陽太陽從本從標陽明厥陰不從標本從乎中也至而至者和至而不至來氣不及也未至而至來氣有餘也應則順否則逆逆則變生變生則病物生其應也氣脉其應也當期為應愆期為否顯明之右君火之位也君火之右退行一步相火治之復行一步土氣治之復行一步金氣治之復行一步水氣治之復行一步君火治之　相火之下水氣承之水位之下土氣承之土位之下風氣承之金位之下火氣承之君火之下陰精承之此即徵其下氣見可知也後徵此亢則害承乃制〻則生化外列盛衰

害則敗亂生化大病　非其位則邪當其位則正邪則變甚正則微當其位木運臨卯火運臨午土運臨四季金運臨酉水運臨子所謂歲會氣之平也非其位者歲不與會也新校正云內戊午己丑己未乙酉又為太乙天符王注云非太過不及是謂平氣物生脉應皆必合期無先後也　土運之歲上見太陽己丑己未金運之歲上見陽明乙卯乙酉火運之歲上見少陽少陰戊申戊寅少陰戊子戊午少陰木運之歲上見厥陰丁巳丁亥水運之歲上見太陽丙辰丙戌天之與會也故天元冊曰天符內己丑己未戊午乙酉為太乙天符天符為執法歲會為行令太乙天符為貴人邪之衆中也中執法者其病速而危中行令者其病徐而持中貴人者其病暴而死　君

位臣則順臣位君則逆逆則其病近其害速順則其病遠其害微所謂二火也相火居君位是臣居君位故逆君火居相位是君居臣位故順也所謂步者六十度而有奇故二十四步積百刻而成日也位有終始氣有初中上下不同求之亦異也步地位也氣天氣也天氣始於甲地氣始於子子甲相合命曰氣立謹候其時氣可與期謹候水刻早晏則六氣悉可與期言天者求之本言地者求之位言人者求之氣交本謂天六氣寒暑燥濕風火也三陰三陽由是生化故云本所謂六元者也位謂金木水火土良火也天地之氣上下相交人之所處故曰氣交氣交者上下之位氣交之中人之居也故曰天樞之上天氣主之天樞之下地氣主之氣交之分人氣從之萬物由之初中者初凡三十度而有奇中氣同法初中者所以分天地也初者地氣也中者天氣也氣之初天用事天用事則地氣上騰於太虛之內氣之中地氣主之地氣主則天氣下降於有質之中氣之升降天地之更用也升已而降降者謂天降已而升升者謂地天氣下降氣流於地地氣上升氣騰於天故高下相召升降相因而變作矣

氣有勝復勝復之作有德有化有用有變變則邪氣居之

夫物生從於化物之極由乎變變化之相薄成敗之所由也故氣有往復用有遲速四者之有而化而變風之來也

帝曰遲速往復風所由生而化而變故因盛衰之變耳成敗倚伏游乎中何也岐伯曰成敗倚伏生乎動動而不已則變

作矣帝曰有期乎岐伯曰不生不化静之期也出入廢則神機化滅升降息則氣立孤危 出入謂喘息也夫毛羽倮鱗介及飛走蚑行皆生氣根於身中以神為動静之主故曰神機也然金玉土石鎔埏草木皆生氣根於外假氣以成立主持故曰氣立 故非出入則無以生長壯老已非升降則無以生長化收藏是以升降出入無器不有故器者生化之宇器散則分之生化息矣故無不出入無不升降化有小大期有遠近四者之有而貴常守反常則災害至矣故曰無形無患此之謂也 並出六微旨大論 太過者先天不及者後天所謂治化而人應之也 太過歲化先時至不及歲化後時至也 夫五運之政猶權衡也高者抑之下者舉之化者應之變者復之此生長化成收藏之理氣之常也失常則天地四塞矣故曰天地之動静神明為之紀陰陽之往復寒暑彰其兆此之謂也 東方生風風生木其德敷和其化生榮其政舒啟其令風其變振發其災散落 南方生熱熱生火其德彰顯其化蕃茂其政明耀其令熱其變消爍其災燔焫 中央生濕濕生土其德溽蒸其化豐備其政安静其令濕其變驟注其災霖潰 西方生燥燥生金其德清潔其化緊斂其政勁切其令燥其變肅殺其災蒼隕 北方生寒寒生水其德淒滄其化清謐其政凝肅其令寒其變凓冽其災冰雪霜雹是以察其動也有德有化有政有令

有变有灾而物由之而人應之也　帝曰夫子之言歲候不及太過上應五星今夫德化政令灾眚变易非常而有也卒然而動其亦為之变乎岐伯曰承天而行之故無妄動無不應也卒然而動者氣之交变也其不應焉故曰應常不應卒此之謂也帝曰其應奈何岐伯曰各從其氣化也歲星之化以風應之熒惑之化以熱應之餘化例同帝曰其行之徐疾逆順何如岐伯曰以道留久逆守而小是謂省下以道謂順行留久謂過應留之日數也省下謂察天下人君之有德過者也以道而去去而速來曲而過之是謂省遺過也行急行緩往多往少蓋謂罪之有小有大按其遺而斷之久留而環或離或附是謂議灾與其德也環者如環盤迴而不去也火議罪金議殺土木水議德也應近則小應遠則大芒而大倍常之一其化甚大常之二其眚即也小常之一其化減小常之二是謂臨視省下之過與其德也德者福之過者罰之是以象之見也高而遠則小下而近則大故大則喜怒迩小則禍福遠　歲運太過則運星北越火運火星木運木星之類北越者北而行也運氣相得則各行其道故歲運太過畏星失色而兼其母如木失色而兼玄火失色而兼蒼之類不及則色兼其不勝如木兼白色火兼玄色之類　帝曰其灾應何如岐伯曰亦各從其化也故時至有盛衰淩犯有順逆留守有多少形見有善惡宿屬有勝負徵兆有吉凶矣其善惡者有喜有怒有憂有喪有澤有燥此

象之常也必謹察之夫德化政令災變不能相加也勝復盛衰不能相多也往來小大不能相過也用之升降不能相無也各從其動而復之耳　德化者氣之祥政令者氣之彰變易者復之紀災眚者傷之始氣相勝者和不相勝者病重感於邪則甚也 重感謂其氣已不及天氣又見克殺之氣也互出氣交變大論六十九 五運平氣木曰敷和火曰升明土曰備化金曰審平水曰靜順其不及木曰委和火曰伏明土曰卑監金曰從革水曰涸流太過木曰發生火曰赫曦土曰敦阜金曰堅成水曰流衍　生而勿殺長而勿罰化而勿制收而勿害藏而勿抑是謂平氣　委和而行不速而至暴虐無德災反及之微者復微甚者復甚氣之常也　政過則化氣大舉故曰不恒其德則所勝來復政恒其理則所勝同化　帝曰歲有胎孕不育治之不全何氣使然岐伯曰六氣五類有相勝制也同者盛之異者衰之此天地之道生化之常也諸乘所不成之運則甚也 如乘木之運倮蟲不成乘火之運介蟲不成之類 氣主有所制歲立有所生地氣制己勝天氣制勝己天制色地制形 天氣隨己不勝者制之謂制其色也地氣隨己所勝者制之謂制其形也故又曰天制色地制形是以天地之間五類化生互有所勝互有所化互有所勝互有所制 五類盛衰各隨其氣之所宜也故有胎孕不育謂之不全此氣之常也 天地之間有生之物凡此五類也五謂毛羽倮鱗介也凡諸有形岐行飛走喘息胎元大小高

下青黃赤白黑身被毛羽鱗介者通而言之皆謂之虫矣不具是四者皆為倮虫凡此五物皆有胎生卵生濕生化生為類也

所謂中根也生氣之根本發自身形之中也根於外者亦五謂五味五色類也然水木土金火之形類悉假外物以成乃能生化外物既去則生氣離絕故皆是根於外也故生化之別有五氣五味五色五類五宜也然是五者根中根外悉有之五氣謂臊焦香腥腐五味謂鹹苦甘辛酸五色謂青黃赤白黑五類有二其一為毛羽倮虫鱗介其二燥濕液堅奧也夫如是等於萬物之中互有所宜也根於中者命曰神機神去則機息根於外者命曰氣立氣止則化絕故各有制各有勝各有生各有成故曰不知年之所加氣之同異不足以言生化此之謂也

帝曰氣始而生化氣散而有形氣布而蕃育氣終而象變其致一也然五味所資生化有薄厚成熟有少多終始不同其故何也岐伯曰地氣致之也非天不生而地不長也寒熱燥濕不同其化也經出五常政大論七十

先立其年以明其氣金木水火土運行之數寒暑燥濕風火臨御之化則天道可見民氣可調陰陽卷舒近而無惑天六氣者行有次止有位故常以正月朔日平旦視之覩其位而知其所在矣運有餘其至先運不及其至後先後皆寅時之先後也先則丑後、則卯初此天之道氣之常也運非有餘非不足是謂正歲其至當其時也當時謂當寅之正也數之始起於上而終於下歲半之前天氣主之歲半之後地氣主之新校正云詳初氣交同在前歲大寒日歲半當在立秋前一氣之十五日上下交互氣交主之歲紀

畢矣　風温春夏同熱熏昏火夏化同勝與復同燥清烟露秋
化同雲雨昏暝埃長夏化同寒氣霜雪冰冬化同此天地五運
六氣之化更用盛衰之常也太過而同天化者三不及而同天
地者亦三太過而同地化者三不及而同地化者亦三此凡二
十四歲也（六十年中同天地之化者凡二十四歲餘悉隨己多少也）五運之氣鬱極乃發
待時而作也（待謂五氣差互位也大温發於辰巳大熱發於未申大涼發於戌亥大寒發於丑寅皆待間氣而發故曰待時）
五常之氣太過不及其發異也（歲太過其發早歲不及其發晚）太過者暴不
及者徐暴者為病甚徐者為病持太過者其數成不及者其數
生土常以生也（一二三四五為生數言寒化一火化二之類皆是也六七八九十為成數言寒化六火化七之
類也）帝曰其發也何如岐伯曰土鬱之發岩谷震驚雷殷氣交埃
昏黄黑化為白氣飄驟高深擊石飛空洪水廼從川流漫衍田
牧土駒化氣乃敷善為時雨始生始長始化始成故民病心腹
脹腸鳴而為數後甚則心痛脇䐜嘔吐霍亂飲發注下胕腫身
重雲奔雨府霞擁朝陽山澤埃昏其廼發也以其四歲（四氣謂夏至後
三十一日起盡至秋分日已）雲橫天山浮游生滅怫之先兆　金鬱之發天
潔地明風清氣切大涼乃舉草樹浮煙燥氣以行霜霧數起殺
氣來至草木蒼乾金乃有聲故民病咳逆心脇滿引少腹善暴
痛不可反側咽乾面塵色惡山澤焦枯土凝霜鹵怫廼發也其

氣五（五氣謂秋分後至立冬後五十五日之內也）夜零白露林莽聲悽怫之兆也

水鬱之發陽氣乃辟陰氣暴舉大寒迺至川澤嚴凝寒霧結為霜雪甚則黃黑昏翳流行氣交迺為霜殺水乃見祥故民病寒客心痛腰脽痛大關節不利屈伸善厥逆痞堅腹滿陽光不治空積沉陰白埃昏暝而乃發也其氣二火前後故乃發也（在君火相火之前後未通乃下文水後火也陰精與水皆上承火亦猶辰星迎隨其日也）太虛深玄氣猶麻散微見而隱色黑微黃怫之先兆也

木鬱之發太虛埃昏雲物以擾大風迺至屋發折木木有變故民病胃脘當心而痛上支兩脇鬲咽不通食飲不下甚耳鳴眩轉目不識人善暴僵仆大虛蒼埃天山一色或為濁色黃黑鬱若橫雲不起雨而乃發也其氣無常長川草偃柔葉呈陰松吟高山虎嘯岩岫怫之先兆也

火鬱之發太虛曛翳大明不彰炎火行大暑至山澤燔燎材木流津廣廈騰煙土浮霜鹵止水乃減蔓草焦黃風行惑言濕化乃後故民病少氣瘡瘍癰腫脇腹胸背面首四肢䐜憤臚脹瘍疿嘔逆瘛瘲骨痛節乃有動注下溫瘧腹中暴痛血溢流注精液乃少目赤心熱甚則瞀悶懊憹善暴死刻中大溫汗濡玄府其乃發也其氣四（新校正云火王俱發四氣者何蓋火有一位為水發之所又火熱發於申未故火鬱之發在四氣也）動復則靜陽極反陰濕令乃化乃成華發水凝山

川流雪熇陽午澤怫之先兆也有怫之應而後報也皆觀其極
而乃發也木發之時水隨火也謹候其時病可與期失時反歲
五氣不行生化收藏政無恒也 帝曰水發而雹雪土發而飄
驟木發而毀折金發而清明火發而曛昧何氣使然岐伯曰氣
有多少發有微甚微者當其氣甚者兼其下徵其下氣而見可
知也五氣之發不當位者命其差〻者後皆三十度而有奇也
度日也差三十日餘八十七刻半後謂四時之後也 八十七刻半當作四十三刻又四十分刻之三十 運太過則
其至先運不及則其至後此候之常也非太過非不及至當時
非是者眚也太過者當其時不及者歸其已勝也 冬雨春涼秋熱夏寒皆為
歸已勝也 四時之氣至行有逆順至有遲速故太過者化先天不及
者化後天春氣西行夏氣北行秋氣東行冬氣南行故春氣始
於下秋氣始於上夏氣始於中冬氣始於標春氣始於左秋氣
始於右冬氣始於後夏氣始於前此四時正化之常故至高之
地冬氣長在至下之地春氣長在必謹察之 帝曰五運六氣
之應見六化之正六變之紀何如岐伯曰夫六氣正紀有化有
變有勝有復有用有病不同其候請遂言之夫氣之所至也厥
陰所至為平和少陰所至為暄太陰所至為埃溽少陽所至為
炎暑陽明所至為清勁太陽所至為寒雰時化之常也 厥陰

所至為風府為璺啟少陰所至為火府為舒榮太陰所至為雨
府為員盈少陽所至為熱府為行出陽明所至為司殺府為庚
蒼太陽所至為寒府為歸藏司化之常也　厥陰所至為生為
風搖少陰所至為榮為形見太陰所至為化為雲雨少陽所至
為長為蕃鮮陽明所至為收為霧露太陽所至為藏為周密氣
化之常也　厥陰所至為風生終為肅少陰所至為熱生中為
寒太陰所至為濕生終為注雨少陽所至為火生終為蒸溽陽
明所至為燥生終為涼太陽所至為寒生終為溫德化之常也
厥陰所至為化毛少陰所至為羽化太陰所至為倮化少陽
所至為羽化少陽羽翼蜂蟬之類非少陰翎羽之羽同也陽明所至謂介化太陽所
至為鱗化德化之常也　厥陰所至為生化少陰所至為榮化
太陰所至為濡化少陽所至為茂化陽明所至為堅化太陽所
至為藏化布政之常也　厥陰所至為飄怒大涼少陰所至為
大暄寒太陰所至為雷霆驟注烈風少陽所至為飄風燔燎霜
凝陽明所至為散落溫太陽所至為寒雪冰雹白埃氣變之常
也　厥陰所至曰撓動為迎隨少陰所至為高明焰為曛太陰
所至為沉陰為白埃為晦暝少陽所至為光顯為彤雲為曛陽
明所至為烟埃為霜為勁切為悽鳴太陽所至為剛固為堅芒

為立令行之常也　厥陰所至為裏急少陰所至為瘍胗身熱太陰所至為積飲痞隔少陽所至為嚏嘔為瘡瘍陽明所至為浮虛太陽所至為屈伸不利病之常也　厥陰所至為支痛少陰所至為驚惑惡寒戰慄譫妄太陰所至為稸滿少陽所至為驚躁瞀昧暴病陽明所至為鼽尻陰股膝髀腨胻足病太陽所至為腰痛病之常也　厥陰所至為緛戾少陰所至為悲妄衄衊太陰所至為中滿霍亂吐下少陽所至為喉痹耳鳴嘔涌陽明所至為皴揭太陽所至為寢汗痙病之常也　厥陰所至為脇痛嘔泄少陰所至為語笑太陰所至為身重胕腫少陽所至為暴注瞤瘛暴死陽明所至為鼽嚏太陽所至為流泄禁止病之常也　凡此十二變者報德以德報化以化報政以政報令以令氣高則高氣下則下氣後則後氣前則前氣中則中氣外則外位之常也報德報化謂天地之氣也高下前後中外謂生病所也手之陰陽其氣高足之陰陽其氣下足太陽氣在身後足陽明氣在身前足少陰太陰厥陰氣在身中足少陽氣在身側各隨其氣所在言氣變生病之象也故風勝則動熱勝則腫燥勝則乾寒勝則浮濕勝則濡泄甚則水閉胕腫隨氣所在以言其變耳　夫六氣之用各歸不勝而為化故太陰雨化施於太陽太陽寒化施於少陰少陰熱化施於陽明陽明燥化施於厥陰厥陰風化施於太陰太陰各命

其所在以徵之也　帝曰自得其位何如岐伯曰自得其位常化也命其位而方月可知也　帝曰六位之氣盈虛何如岐伯曰大少異也大者之至徐而常少者之至暴而亡　帝曰天地之氣盈虛何如岐伯曰天氣不足地氣隨之地氣不足天氣從之運居其中而常先也運謂木火土金水各主其歲者也地氣勝則歲運上升天氣勝則歲運下降上升下降運氣常先升降也惡所不勝歸所同和隨運歸從而生其病也故上勝則天氣降而下下勝則地氣遷而上勝多少而差其分微者小差甚者大差甚則位易氣交易則大變生而病作矣大要曰甚紀五分微紀七分其差可見此之謂也經出六元正紀大論

厥陰司天其紀以風少陰司天其化以熱太陰司天其化以濕少陽司天其化以火陽明司天其化以燥太陽司天其化以寒以所臨藏位命其病者也六氣分化常以三氣司天地為上下吉凶勝復客主之事歲中悔吝從而明之餘四氣散居左右地化者司天同候間氣皆然司左右者是間氣也主歲者紀歲間氣者紀步也　厥陰司天為風化在泉為酸化司氣為蒼化間氣為動化少陰司天為熱化在泉為苦化不司氣化君不主令也居氣為灼化新校正云少陰不曰間氣而曰居氣者蓋尊若君火無所不居不當間之也太陰司天為濕化在泉為甘化司氣為黅化間氣為柔化少陽司天為火化在泉為苦化司氣為丹化間氣為明化陽明司天為燥

清氣大来燥之勝也風木受邪肝病生焉熱氣大来火之勝也金燥受邪肺病生焉寒氣大来水之勝也火熱受邪心病生焉濕氣大来土之勝也寒水受邪腎病生焉風氣大来木之勝也土濕受邪脾病生焉所謂感邪而生病也乘年之虚則邪甚也失時之和亦邪甚也遇月之空亦邪甚也重感於邪則病危矣有勝之氣其必来復也　帝曰勝復之變早晏何如岐伯曰夫所勝者勝至已病〻已愠〻而復已萌也夫所復者勝盡而起得位而甚勝有微甚復有少多勝和而和勝虚而虚天之常也

夫氣之生與其化衰盛異也寒暑温凉盛衰之用其在四維故陽之動始於温盛於暑陰之動始於清盛於寒春夏秋冬各差其分故大要曰彼春之暖為夏之暑彼秋之忿為冬之怒謹按四維斥候皆歸其終可見其始可知此之謂也　註出至真要大論

形體臟腑性情略第三

上古之人其知道者法於陰陽和於術數故食飲有節起居有常不妄作勞故能形與神俱而盡終其天年度百歳乃去今人則不然也以酒為漿以妄為常醉以入房以欲竭其精以耗散其真不知持滿不解御神務快其心逆於生樂起居無節故半百而衰也　夫上古聖人之教下也皆謂之虚邪賊風避之

有時恬惔虛無真氣從之精神內守病安從來是以志閒而少欲心安而不懼形勞而不倦氣從以順各從其欲皆得所願故美其食任其服樂其俗高下不相慕其民故曰朴是以嗜欲不能勞其目淫邪不能惑其心愚智賢不肖不懼於物故合於道所以能年百歲而動作不衰者以其德全也帝曰人年老而無子者材力盡耶將天數然也岐伯曰女子七歲腎氣盛齒更髮長二七而天癸至任脈通太衝脈盛月事以時下故有子三七腎氣平均故真牙生而長極四七筋骨堅髮長極身體盛壯五七陽明脈衰面始焦髮始墮六七三陽脈衰於上面皆焦

髮始白七七任脈虛太衝脈衰少天癸竭地道不通故形壞而無子也丈夫八歲腎氣實髮長齒更二八腎氣盛天癸至精氣溢寫陰陽和故能有子三八腎氣平均筋骨勁強故真牙生而長極四八筋骨隆盛肌肉滿壯五八腎氣衰髮墮齒槁六八陽氣衰竭於上面焦髮鬢頒白七八肝氣衰筋不能動精少腎藏衰形體皆極八八則齒髮去腎者主水受五藏六府之精而藏之故五藏盛乃能寫今五藏皆衰筋骨解墮天癸盡矣故髮鬢白身重行步不正而無子耳帝曰有其年已老而有子者何也岐伯曰此其天壽過度氣脈常通而腎氣有餘也此雖有子男

不過盡八八女不過盡七七而天地之精氣皆竭矣　帝曰夫道者年皆百數能有子乎岐伯曰夫道者能却老而全形身年雖壽能生子也（注出上古天真論）　夫自古通天者生之本々於陰陽天地之間六合之內其氣九州九竅五臟十二節皆通乎天氣其生五其氣三數犯此則邪氣傷人此壽命之本也（注出生氣通天論）　夫精者身之本也故藏於精者春不病溫　平旦至日中天之陽陽中之陽也日中至黃昏天之陽々中之陰也合夜至雞鳴天之陰々中之陰也雞鳴至平旦天之陰々中之陽也故人亦應之夫言人之陰陽則外為陽內為陰言人身之陰陽背陽腹陰

人身之臟腑陰陽臟陰腑陽肝心脾肺腎五者皆陰膽胃大小腸膀胱三焦皆為陽背為陽々中之陽心也背為陽々中之陰肺也腹為陰々中之陰腎也腹為陰々中之陽肝也腹為陰々中之至陰脾也此皆陰陽表裏內外雌雄相輸應也故以應天之陰陽也　帝曰五臟應四時各有收受乎岐伯曰有東方青色入通於肝開竅於目藏精於肝（精々氣也木精之氣其神魂陽升之方以目為用故開竅於目）其病發驚駭其味酸其類草木其畜雞其穀麥其應四時上為歲星是以春氣在頭其音角其數八是以知病之在筋也其臭臊　南方赤色入通於心開竅於耳藏精於心（火精之氣其神々舍為心）

故病在五臟其味苦其類火其畜羊其穀黍 之官當言於舌、用非竅故云耳也

其應四時上為熒惑星是以知病之在脈也其音徵其數七其臭焦中央黃色入通於脾開竅於口藏精於脾 土精之氣其神意脾為化穀口主迎糧故開竅於口 故病在舌本其味甘其類土其畜牛其穀稷其應四時上為鎮星是以知病之在肉也其音宮其數五其臭香

西方白色入通於肺開竅於鼻藏精於肺 金精之氣其神魄肺藏氣鼻迎息故開竅於鼻 故病在背其味辛其類金其畜馬其穀稻其應四時上為太白星是以知病之在皮毛也其音商其數九其臭腥

北方黑色入通於腎開竅於二陰藏精於腎 水精之氣其神志腎藏精陰泄注故開竅於二陰者也

故病在谿其味鹹其類水其畜彘其穀豆其應四時上為辰星是以知病之在骨也其音羽其數六其臭腐 肉之大會曰谷肉之小會曰谿

東方生風、、生木、、生酸、、生肝、、生筋、、生心肝主目其在天為玄在人為道在地為化、、生五味道生智玄生神、、在天為風在地為木在體為筋在臟為肝在色為蒼在音為角在聲為呼在變動為握在竅為目在味為酸在志為怒、、傷肝悲勝怒風傷筋燥勝風酸傷筋辛勝酸

南方生熱、、生火、、生苦、、生心、、生血、、生脾心主舌其在天為熱在地為火在體為脈在臟為心在色為赤在音為徵在聲為笑在變動為

憂在竅為舌在味為苦在志為喜〻傷心恐勝喜熱傷氣寒勝
熱苦傷氣鹹勝苦　中央生濕〻生土〻生甘〻生脾〻生肉
肉生肺脾主口其在天為濕在地為土在體為肉在臟為脾在
色為黃在音為宮在聲為歌在變動為噦在竅為口在味為
甘在心為思〻傷脾怒勝思濕傷肉風勝濕甘傷肉酸勝甘
西方生燥〻生金〻生辛〻生肺〻生皮毛〻生腎肺主鼻
在天為燥在地為金在體為皮毛在臟為肺在色為白在音為
商在聲為哭在變動為咳在竅為鼻在味為辛在志為憂〻傷
肺喜勝憂熱傷皮毛寒勝熱辛傷皮毛苦勝辛　北方生寒〻
生水〻生鹹〻生腎〻生骨髓骨髓生肝腎主耳其在天為寒
在地為水在體為骨在臟為腎在色為黑在音為羽在聲為呻
在變動為慄在竅為耳在味為鹹在志為恐〻傷腎思勝
恐寒傷血濕勝寒鹹傷血甘勝鹹　天不足西北故西北方陰
也而人右耳目不如左明也地不滿東南東南方陽也而人左
手足不如右強也東方陽也陽者其精并於上并於上則上明
而下虛故使耳目聰明而手足不便也西方陰也陰者其精并
於下并於下則下盛而上虛故其耳目不聰明而手足便也故
俱感於邪其在上則右甚在下則左甚此天地陰陽所不能全

也故邪居之　賢人上配天以養頭下象地以養足中傍人事以養五臟天氣通於肺地氣通於嗌風氣通於肝雷氣通於心穀氣通於脾雨氣通於腎六經為川腸胃為海九竅為水注之氣以天地為之陰陽陽之汗以天地之雨名之陽之氣以天地之疾風名之暴氣象雷逆氣象陽出陰陽應象論　心者君主之官神明出焉肺者相傅之官治節出焉肝者將軍之官謀慮出焉膽者中正之官決斷出焉膻中者臣使之官喜樂出焉大腸者傳道之官變化出焉脾胃者倉廩之官五味出焉小腸者受盛之官化物出焉腎者作強之官伎巧出焉三焦者決瀆之官水道出焉膀胱者州都之官津液藏焉氣化則能出矣凡此十二官者不得相失也故主明則下安以此養生則壽歿世不殆以為天下則大昌主不明則十二官危使道閉塞而不通形乃大傷以此養生則殃以為天下者其宗大危戒之戒之出靈蘭秘典論　夫自古通天者生之本本於陰陽其氣九州九竅皆通於天氣故其生五其氣三三而成天三而成地三而成人三而三之合則為九九分為九野九野為九藏故形藏四頭角耳目齒胸中為形藏四神藏五肝藏魂心藏神脾藏意肺藏魄腎藏志為藏神五合為九藏以應之也　心者生之本神之變也其華在面其充在血脈為陽中之太陽通於夏氣肺

者氣之本魄之處也其華在毛其充在皮為陽中之太陰通於秋氣腎者主蟄封藏之本精之處也其華在髮其充在骨為陰中之少陰通於冬氣肝者罷極之本魂之居也其華在爪其充在筋以生血氣以為陽中之少陽通於春氣脾胃大腸小腸三焦膀胱者倉廩之本營之居也名曰器能化糟粕轉味而出入者也其華在唇四白其充在肌此至陰之類通於土氣凡十一藏取決於膽也出六節藏象論心之合脈也其榮色也其主腎也肺之合脾也其榮毛也其主心也脾之合肉也其榮唇也其主肝也肝之合筋也其榮爪也其主肺也腎之合骨也其榮髮也其主脾也諸脈者皆屬於目諸髓者皆屬於腦諸筋者皆屬於節諸血者皆屬於心諸氣者皆屬於肺此四肢八谿之朝夕也人卧血歸於肝肝受血而能視足受血而能步掌受血而能握指受血而能攝臥出而風吹之血凝於膚者為痺凝於目者為泣凝於足者為厥此三者血行而不得反其空故為痺厥也出五藏生成篇帝曰余聞方士或以腦髓為臟或以腸胃為臟或以為腑願聞其說岐伯曰腦髓骨脈膽女子胞此六者地氣之所生也皆藏於陰而象於地故藏而不瀉名曰奇恒之府夫胃大小腸三焦膀胱此五者天氣之所生也其氣象天故寫而不藏此受

以處百病以調虛實而除邪疾三部者有下中上三部也各有三候三候者有天地人也必指而導之乃以為真上部天兩額之動脈上部地兩頰之動脈上部耳前之動脈中部天手太陰也中部地手陽明也中部人手少陰也下部足厥陰也下部地足少陰也下部足太陰也故下部之天以候肝地以候腎人以候脾胃之氣中部之天以候肺地以候胸中之氣人以候心上部之天以候頭角之氣地以候口齒之氣人以候耳目之氣三部者各有天地人三而成之天三而成地三而成人三而三之合則為九九分為九野九野為九藏故神藏五形藏四合為九

五臟濁氣名傳化之府此不能久留輸瀉者也　魄門亦爲五臟使水穀不得久藏　所謂五藏者藏精氣而不瀉也故滿而不能實（精氣爲滿水穀爲實）六腑者傳化物而不藏故實而不能滿也所以然者水穀入口則胃實而腸虛故曰實而不滿滿而不實也

帝曰氣口何以獨爲五臟主岐伯曰胃者水穀之海六腑之大源也五味入口藏於胃以養五臟氣氣口亦太陰也是以五臟六腑之氣味皆出於胃變見於氣口故五氣入鼻藏於心肺心肺有病而鼻爲之不利也（註出五臟別論）天地之至數始於一而終於九焉一者天二者地三者人因而三之三三者九以決死生

藏五藏已敗其色必夭夭必死矣（出三部九候論）

食氣入胃散精於肝淫氣於筋食氣入胃濁氣歸心淫精於脉脉氣流經經氣歸於肺肺朝百脉輸精於皮毛毛脉合精行氣於府府精神明留於四藏氣歸於權衡權衡以平氣口成寸以決死生 飲入於胃游溢精氣上輸於脾脾氣散精上歸於肺通調水道下輸膀胱水精四布五經竝行合於四時五藏陰陽揆度以為常也（出五經脉論）

五精所并并於心則喜（精氣為火之精氣也肺虛而心精并之則為喜靈樞經曰喜樂無極則傷魄魄為肺神明心火并於肺金也）并於肺則悲（肝虛而肺氣并之則為悲靈樞經曰悲哀動中則傷魂魂為肺之神明肺金并於肝木也）并於肝則憂（脾虛而肝氣并之則為憂靈樞經曰悲憂不解則傷意意為脾之神明肝木并於脾土也）并於脾則畏（腎虛而脾氣并之則為畏靈樞經曰恐懼不解傷於精精為腎之神明脾土并於腎也）并於腎則恐（心虛而腎氣并之則為恐靈樞經曰怵惕思慮則傷神神為心之神明腎水并心火也）是謂五并虛而相并者也 五臟所惡心惡熱肺惡寒肝惡風脾惡濕腎惡燥是謂五惡 五臟化液心為汗肺為涕肝為淚脾為涎腎為唾是謂五液 五臟所藏心藏神肺藏魄肝藏魂脾藏意腎藏志是謂五臟所藏 五臟所主心主脉肺主皮肝主筋脾主肉腎主骨是謂五主（出宣明五氣論）

脾者土也治中央常以四時長四藏各十八日寄治不得獨主於時也脾藏者常著胃土之精也土者生萬物而法天地故上下至頭足不得主時也（出太陰陽

明論

肝生於左肺藏於右心部於表腎治於裏脾為之使胃為之市鬲肓之上中有父母楊上善曰心下鬲上為肓心為陽父肺為陰母肺主於氣心主於血共榮衛於身故為父母也七節之傍中有小心楊上善曰脊有三七二十一節腎在下七節之旁腎神曰志五臟之靈皆各有神神之所以任得名為志者心之神也出刺禁論

天一天二地三人四時五音六律七星八風九野身形亦應之 人皮應天蓋覆於物人肉應地柔厚安靜人脈應人盛衰變易人筋應時堅固真定人聲應音備五音故人陰陽合氣應律交會氣通相生無替人齒面目應星面有七竅人出入氣應風動出往來人九竅三百六十五絡應野身形之外人心意應八風人氣應天人髮齒耳目五聲應五音六律人陰陽脈血氣應地出針解篇

帝曰何謂有餘何為不足岐伯曰有餘有五不足亦五神有餘有不足心氣有餘有不足肺血有餘有不足肝形有餘有不足脾志有餘有不足腎凡此十者其氣不等也 帝曰人有積氣津液四支九竅五臟十六部三百六十五節乃生百病百病之生皆有虛實今子乃言有餘不足各五何以生之乎岐伯曰皆生於五臟也夫心藏神肺藏氣肝藏血脾藏肉腎藏志而此成形志意通內連骨髓而成身形五藏五藏之道皆出於經隧以行血氣血氣不和百病乃變化而生是故守經隧焉 夫陰陽皆有俞會陽注於陰陰滿之外陰陽均平以充其形九候若一命曰平人出調經論

肺氣虛則使人夢見白物見人斬血藉藉得其時夢見兵戰秋三月
腎氣虛夢見舟船溺人得其時夢伏水中若有畏恐冬三月
肝氣虛夢見菌香生草得其時夢伏樹下不敢起春三月心氣
虛夢救火陽物得其時夢燔灼夏三月脾氣虛夢飲食不足
得其時夢築垣蓋屋辰戌丑未月此皆五臟氣虛陽氣有餘陰氣
不足合之五脈診調之陰陽以在經脈出方盛衰論雷公問哭泣而
淚不出若出而少涕復問不知水從何生涕從何出帝曰若此
問者則無益於治也工之所知道之所生也夫心者五臟之專
精也目者其竅也華色者其榮也是以人有德也則氣和於
目有亡憂知其色是以悲哀則泣下泣下則水所由生水宗者
積水也積水者至陰也至陰者腎之精也宗精之水所以不出
者是精持之也輔之裹之故水不行也夫水之精為志火之精
為神水火相感神志俱悲是以目之水生也故諺曰心悲名曰
志悲志与心精共湊於目也是以俱悲則神志傳於心精上不
傳於志而志獨悲故泣出也泣涕者腦也腦者陰也髓者骨之
充故腦滲為涕志者骨之主也是以水流而涕從之者其類行
也夫涕之与泣者譬如人之兄弟急則俱死生則俱生其志以
早悲是以涕泣俱出而橫行也夫人涕泣俱出而相從者所屬

之類也涕不出者哭不悲也不泣者神不慈也神不慈則志不悲陰陽相持泣安獨來夫志悲者惋、則沖陰沖陰則志去目志去則神不守精、神去目則涕泣俱出也且子不誦經言乎厥則目無所見夫人厥則陽氣并於上陰氣并於下陽并上則火獨光也陰并下則足寒足寒則脹夫一水不勝五火故目眥盲一水目也五火五臟之厥陽也是以氣沖風泣下而不止夫風之中目也陽氣內守於精是火氣燔目故見風則泣下也有以比之夫火疾風生乃能雨此之謂也出解精微論

疾病略第四

蒼天之氣清靜則志意治順之則陽氣固雖有賊邪不能害也此因時之序故聖人傳精神服天氣而通神明失之則內閉九竅外壅肌肉衛氣散解此謂自傷氣之削也　陽氣者若天與日失其所則折壽而不彰故天運當以日光明是以陽因而上衛外者也　因於寒欲如運樞起居如驚神氣乃浮因於暑汗煩則喘喝靜則多言體若燔炭汗出而散因於濕首如裹濕熱不攘大筋緛短小筋弛長緛短為拘弛長為痿因於氣為腫四維相代陽氣乃竭　陽氣者煩勞則張精絕辟積於夏使人煎厥目盲不可以視耳閉不可以聽潰、乎若壞都汩、乎不

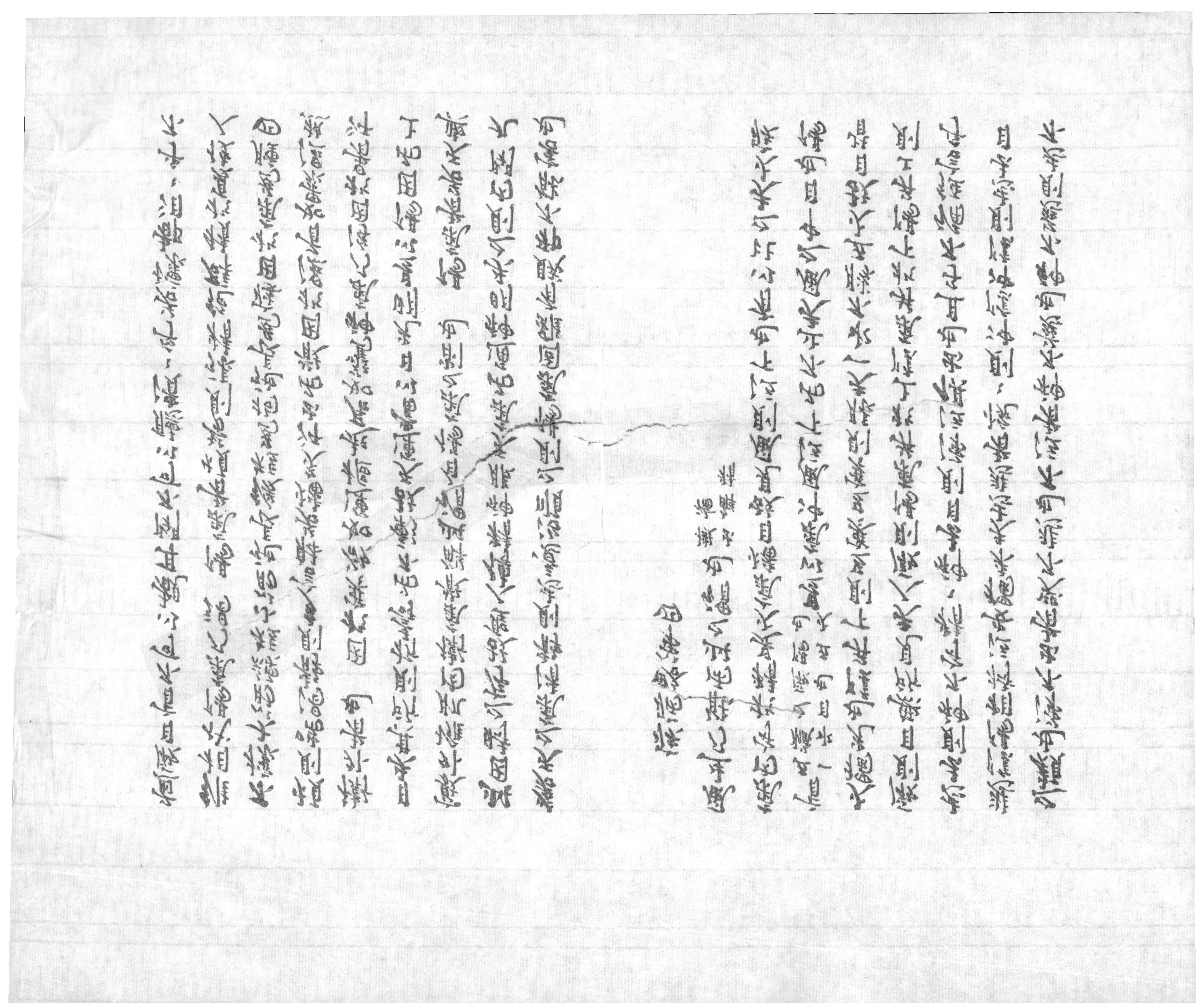

可止　陽氣者大怒則形氣絶而血菀於上使人薄厥有傷於筋縱其若不容汗出偏沮使人偏枯汗出見濕乃生痤痱膏粱之變足生大疔受如持虛勞汗當風寒薄為皶鬱乃痤陽氣者精養神柔則養筋開闔不得寒氣從之乃生大僂陷脈為瘻留連肉腠俞氣化薄傳為善畏及為驚駭營氣不從逆於肉理乃生癰腫魄汗未盡形弱而氣爍穴俞以閉發為風瘧故風者百病之始也清靜則肉腠閉拒雖有大風苛毒弗之能害此因時之序也故病久則傳化上下不并良醫弗為（并氣交通也）

故陽氣畜積病死而陽氣當隔隔者當瀉不亟正治粗乃敗之

故陽氣者一日而主外平旦人氣生日中而陽氣隆日西而陽氣虛氣門乃閉故暮而收拒無擾筋骨無見霧露反此三時形乃困薄　陰者藏精而起亟也陽者衛外而為固也陰不勝其陽則脈流薄疾并乃狂陽不勝其陰則五臟氣爭九竅不通矣　風客淫氣精乃亡邪傷肝也（全元起云淫者陰陽之亂氣因其相亂而風客之則傷精傷精則邪入於肺矣）因而飽食筋脈橫解腸澼為痔因而大飲則元氣逆因而强力乃傷腎高骨壞因而風露乃生寒熱春傷於風邪氣留連乃為洞泄夏傷於暑秋必痎瘧秋傷於濕上逆而欬發為痿厥冬傷於寒春必病溫四時之氣更傷五臟（並出生氣通天論）

夏暑汗不出者秋成風瘧出金匱真言論清氣在下則生飧泄濁氣在
上則生䐜脹　陰勝則陽病陽勝則陰病陽勝則熱陰勝乃寒重寒則熱
寒傷形熱傷氣〻傷痛形傷腫故先腫而後痛形傷氣也故先
痛而後腫者氣傷形也風勝則動熱勝則腫燥勝則乾寒勝則
浮濕勝則濡瀉　喜怒傷氣寒暑傷形暴怒傷陰暴喜傷
陽厥氣上行滿脈去形喜怒不節寒暑過度生乃不固故重陰
必陽重陽必陰　冬傷於寒春必溫病春傷於風夏必飧泄夏
傷於暑秋必痎瘧秋傷於濕冬必咳嗽　陽勝則身熱腠理閉
喘粗為之俛仰汗不出而熱齒乾以煩冤腹痛滿死能冬不能
夏陰勝則身寒汗出身常清數慄而寒〻則厥〻則腹滿死能
夏不能冬此陰陽更勝之變病之形能也　天之邪氣感則害
人五臟水穀之寒熱感則害於六腑地之濕氣感則害皮肉
筋骨脈語出陰陽應象論　二陽之病發心脾有不得隱曲手足陽明二經女子
不月其傳為風消其傳為息奔者死不治三陽為病發寒熱大小
腸膀胱之脈下為癰腫及為痿厥腨痛其傳為索澤其傳為㿗疝一
陽發病少氣善欬少陽膽三焦之脈善泄其傳為心掣其傳為膈二陽
一陰發病主驚駭背痛手足厥陰之脈善噫善欠名曰風厥二陰一陽善
病善脹心滿善氣三陽三陰發病為偏枯痿易四肢不舉陰爭

於内陽擾於外魄汗未藏四逆而起、則薰肺使人喘鳴陰之所生和本曰和是故剛與剛陽氣破散陰氣消亡淖則剛柔不和經氣乃絶　結陽者腫四肢陰結者便血一升再結二升三結三升陰陽結邪多陰少陽曰石水小腹腫二陽結謂之消胃大腸俱熱結也　三陽結謂之隔少陽膀胱俱熱結也三陰結謂之水脾肺之脈俱寒結也寒結氣化為水一陰一陽結謂之喉痺一陰心主之脈一陽三焦之脈也二經疏絡喉氣熱内結故為喉痺陰摶陽別謂之有子陰者尺中之尺脈搏擊於寸口殊別謂陰中有別陽也陰陽虛腸澼死陰中不廪是真氣絶也陽加於陰謂之汗陽在下陰在上陽氣上摶陰陰能固之則蒸而為汗陰虛而陽摶謂之崩陰脈不足陽脈盛摶則内崩而血流下出陰陽別論五臟者中之守也

中盛藏滿氣勝傷恐者聲如從室中言是中氣之濕也言而微終日乃復言者此奪氣也衣被不斂言語善惡不避親疎者此神明之亂也倉廪不藏者此門戶不要也水泉不止者膀胱不藏也得守者生失守者死　五臟者身之強也頭者精神之府頭傾視身精神將奪矣背者胸中之府背曲肩隨府將壞矣腰者腎之府轉搖不能腎將憊矣膝者筋之府屈伸不能行則僂俯筋將憊矣骨者髓之府不能久立行則振掉骨將憊矣得強則生失強則死　陰盛則夢涉大水恐懼陽盛夢大火燔灼陰陽俱盛夢相殺毀傷上盛則夢飛下盛則夢墮甚飢夢與

甚飢則夢取，肝藏夢怒，肺藏夢哭，短虫多夢聚衆，長虫多夢相擊毀傷。病成而變者，風成為寒熱，痹成為消中，厥成為癲病，久風為飧泄，脈風成為厲，病之變化不可勝數。諸癰腫筋攣骨痛者，此寒氣腫，八風之變也。出脈要精微論

五臟受氣於其所生，傳之於其所勝，氣舍於其所生，死於其所不勝。病之且死，必先傳行至其所不勝，病乃死。此言氣之逆行也，故死。假如肝受氣於心，傳之於脾，氣舍於腎，至肺而死。心受氣於脾，傳之於肺，氣舍於肝，至腎而死。脾受氣於肺，傳之於腎，氣舍於心，至肝而死。肺受氣於腎，傳之於肝，氣舍於脾，至心而死。腎受氣於肝，傳之於心，氣舍於肺，至脾而死。此皆逆死也。一日一夜五分之，此所以占死之早暮也。肝死於肺位，秋庚辛，餘四臟倣此。然朝主甲乙，暮主丙丁，四季上主戊巳，晡主庚辛，夜主壬癸，此則死之早暮也。

五臟相通，移皆有次，有病則各傳其所勝。不治，法三月若六月，三日若六日，傳五臟而當死，是順傳所勝之次。三月者，一歲之遷移；六月者，謂至其所勝之會；三日者，三陰之數以合日也；六日者，兼三陰以數之耳。四日太陰受，五日少陰受，六日厥陰受，則其義也。新校正云：是順傳所勝之次。故曰：別於陽者，知病從來；別於陰者，知死生之期。言知其所困而死。因謂至所不勝也。

是故風者百病之長也。今風寒客於人，使人毫毛畢直，皮膚閉而為熱，當是時，可汗而發；或痺不仁腫痛，當是

時可湯熨及火灸刺而去之　弗治病入舍於肺名曰肺痺發欬上氣　弗治肺即傳而行之肝名曰肝痺一名曰厥脇痛出食當是時可按若刺耳弗治肝傳之脾名脾風發癉腹中煩熱心出黃當是時可按可藥可浴　弗治脾傳之腎名疝瘕小腹冤熱而痛出白名曰蠱當此時可按可藥　弗治腎傳之心筋脈相引而急名瘛當此時可灸可藥　弗治滿十日法當死腎傳之心、即復反而行之肺發寒熱法當三歲死因腎傳心、不受病即而復反傳於肺金肺已再傷故寒熱也三歲者肺至腎一歲腎至肝一歲肝至心一歲火又乘肺故云三歲此病之次也然其卒發者不必治於傳或其傳化不以次不以次入者憂喜悲恐怒令不得以其次故令人有大病矣因而喜大虛則腎氣乘怒則肝氣乘悲則肺氣乘恐則脾氣乘憂則心氣乘矣此其道也此其不次之常道故病有五五、二十五變及其傳化也　急虛身中卒至五臟絕閉脈道不通氣不往來譬之墮溺不可為期出玉机真藏論凡人之驚恐恚勞動靜皆為變也是以夜行則喘出於腎淫氣病肺有所墮恐喘出於肝淫氣害脾有所驚恐喘出於肺淫氣傷心度水跌仆喘出於腎與骨當是時勇者氣行則已怯者則著而為病也故診病之道觀人勇怯骨肉皮膚能知其情以為法也　飲食飽甚汗出於胃驚而奪精汗出於心

持重遠行汗出於腎疾走恐懼汗出於肝摇體勞苦汗出於脾故春秋冬夏四時陰陽生病起於過用此為常也（並出經脉别論）五氣所病心為噫肺為欬肝為語脾為吞腎為欠為嚏胃為氣逆為噦為恐大小腸為泄下焦溢為水膀胱不利為癃不約為遺溺膽為怒是謂五病　五病所發陰病發於骨陽病發於血陰病發於肉陽病發於冬陰病發於夏是謂五發　五邪所亂邪入於陽則狂邪入於陰則痺搏陽則為巔疾搏陰則為瘖陽入之陰則靜陰出之陽則怒是謂五亂　五勞所傷久視傷血久卧傷氣久坐傷肉久立傷骨久行傷筋是謂五勞所傷（並出宣明五氣論）

夫鹽之味鹹者其氣令器津泄弦絶者其音嘶敗木陳者其葉落病深者其聲噦人有此三者是為壞府毒藥無治短鍼無取此皆絶皮傷肉血氣争異（出宣命全形論）此身之虚而逢天之虚兩虚相感其氣至骨入則傷五臟工候救之弗能傷也　虚邪者八正之虚邪氣也正邪者身形若用力汗出腠理開逢虚風其中人也微故莫知其情莫見其形（並出八正神明論）夫邪去絡入於經也舍於血脉之中其寒温未相得如涌波之起也時來時去故不常也（周游於十六丈二尺經脉之分出離合真邪論内）邪氣盛則實精氣奪則虚　氣虚者肺虚也氣逆者足寒也非其時則生當其時則死

非時謂年直之前後當時謂正直之年也云餘臟倣此　火熱病氣熱脈滿是謂重實脈虛氣虛尺虛是謂重虛所謂氣虛者言無常也尺虛者行步恇然脈虛者不象陰也如此者滑則生濇則死楊上善曰無常謂膻中氣不定也凡治消癉仆擊偏枯痿厥氣滿發逆肥貴人膏粱之疾也隔塞上下不通則暴憂之疾也暴厥而聾偏塞閉不通內氣暴薄也不從內外中風之病故瘦留著也蹠跛寒風濕之病也黃疸暴痛癲疾厥狂久逆之所生也五臟不平六腑閉塞之所生也頭痛耳鳴九竅不利腸胃之所生也並出通評虛實論　陽者天氣主外陰者地氣主內故陽道實陰道虛故犯賊風虛邪者陽受之食飲不節起居不時者陰受之陽受之入六腑陰受之入五臟入六腑則身熱不得臥上為喘呼入五臟則䐜滿閉塞下為飧泄久為腸澼　喉主天氣咽主地氣故陽受風氣陰受濕氣故陰氣從足上行至頭而下行循臂至指端陽氣從手上行至頭而下行至足故曰陽病者上行極而下陰病者下行極而上故傷風上先受之傷濕下先受之　帝曰脾病而四肢不用何也岐伯曰四肢皆稟氣於胃而不得至經必因於脾乃得稟也今脾病不能為胃行其津液四肢不得稟水穀氣日以衰脈道不利筋骨肌肉皆無氣以生故不用也　帝曰脾與胃以膜相連耳而

能爲之行其津液何也岐伯曰足太陰者三陰也其脈貫胃屬脾絡嗌故太陰爲之行氣於三陰陽明者表也五臟六腑之海也亦爲之行氣於三陽臟腑各因其經而受氣於陽明故爲胃行其津液四肢不得稟水穀氣日以益衰陰道不利筋骨肌肉無氣以生故不用也（註出太陰陽明論）

帝曰足陽明之脈病惡人與火聞木音則惕然而驚鐘鼓不爲動聞木音而驚者何也岐伯曰陽明者胃脈也胃者土也故聞木音而驚者土惡木也陽明主肉其脈血氣盛邪客之則熱熱甚則惡火陽明厥則喘而惋惋則惡人

帝曰或喘而死者或喘而生者何也岐伯曰厥逆連臟則死連經則生

帝曰病甚則棄衣而走登高而歌或不食數日踰垣上屋所上之處皆非其素所能也此何也岐伯曰四肢者諸陽之本也陽盛則四肢實實則能登高熱盛於身故棄衣而走也

帝曰妄言罵詈不避親疏而歌者何也岐伯曰陽盛則使人妄言罵詈不避親疏而不欲食不欲食故妄走也（少陽明脈解論）

帝曰熱病者皆傷寒之類也或愈或死其死皆以六七日間其愈皆以十日已上者何也岐伯曰巨陽者諸陽之屬也其脈連風府故爲諸陽主氣人之傷於寒也則爲病熱熱雖甚不死其兩感於寒而病者必不免於死傷寒一日巨陽受之故頭項痛

腰脊强二日陽明受之陽明主肉其脉俠鼻絡於目故身熱目疼而鼻乾不得卧也三日少陽受之少陽主膽其脉循脇絡於耳故胸脇滿而耳聾三陽經絡皆受於病而未入於臟者故可汗而已四日太陰受之太陰脉布胃中絡於嗌故腹滿而咽乾五日少陰受之少陰脉貫腎絡於肺繫舌本故舌乾而渴六日厥陰受之厥陰脉循陰器而絡於肝故煩滿而囊縮三陰三陽五臟六腑皆受病榮衛不行五臟不通則死也其不兩感於寒者七日巨陽病衰頭疼少愈八日陽明病衰身熱少愈九日少陽病衰耳聾微聞十日太陰病衰腹減如故則思飲食十一日少陰病衰渴止不滿舌乾已而嚏十二日厥陰病衰囊縱小腹微下大氣皆去病日已矣其兩感於寒者病一日則巨陽與少陰俱病則頭痛口乾而煩滿二日則陽明與太陰俱病則腹滿身熱不欲食譫言三日則少陽與厥陰俱病則耳聾囊縮而厥水漿不入不知人六日死　凡病傷寒而成溫者先夏至日者為溫病後夏至日者為暑病暑病當與汗皆出勿止出熱論　肝熱者小便先黄腹痛多卧身熱熱爭則狂言及驚脇滿痛手足躁不得安卧　心熱病者先不樂數日乃熱熱爭則卒心痛煩悶善嘔頭痛面赤無汗　脾熱病者先頭重頰痛煩心顏青欲嘔身熱

熱爭則腰痛不可俛仰 腹滿泄兩頷痛 肺熱病者先淅然厥起毫毛惡風寒々舌黃身熱々爭則喘欬痛走胸背不得太息頭痛不堪汗出而寒 腎熱病者先腰痠痛苦渴數飲身熱々爭則項痛而強胻痠且寒々之下熱不欲言其逆則項痛員々淡々然 五臟熱則以勝己之日甚以王日大汗氣逆則以勝己日死假如肝熱則庚辛勝甲乙大汗氣逆則庚辛死餘臟例推 肝熱病者左頰先赤心熱病者顏先赤脾熱病者鼻先赤肺熱病者右頰先赤腎熱病者頤先赤 出刺熱論 有病溫者汗出而輒復熱其脉躁疾不為汗衰狂言不能食病名陰陽交々々者死也人所以汗出者皆生於穀々生於精今邪氣交爭於骨肉而得汗者是邪卻而精勝也精勝則能食而不復熱復熱者邪氣也汗者精氣也今汗出而輒復熱者是邪勝也不能食者精無俾也病而熱留者其壽可立而傾也 帝曰有病身熱汗出煩滿煩滿不為汗解此為何病岐伯曰汗出而身熱者風也汗出而煩滿不解者厥也病名風厥巨陽主氣先受邪少陰與其為表裏也得熱則上從之從之則厥也 勞風發在肺下其為病也使人強上直視唾出若涕惡風而振寒此為勞風之病也 帝曰有病腎風者面胕痝然壅害於言可刺否岐伯曰虛不當刺不當刺而刺後五日其氣必至々必少氣時熱從胸背上至

頭汗出手熱口乾苦渴小便黃目下腫腹中鳴身重難行月事不來煩不能食不能正偃，偃則欬病名曰風水　帝曰願聞其說岐伯曰邪之所湊其氣必虛陰虛者陽必湊之故少氣時熱而汗出小便黃者小腹有熱也不能正偃者胃不和也正偃則欬甚上迫肺也諸有水氣者微腫先見於目下水者陰也目下亦陰也腹者至陰之所居故水在腹者必使目下腫也真氣上逆故口苦舌乾臥不得正，正則欬出清水也諸水病者故不得臥，臥則驚，驚則欬甚也腹中鳴者病本於胃也薄脾則煩不能食，食不能下者胃脘隔也身重難行者胃脈在足也月事不來者胞脈閉也胞脈者屬心而絡於胞者今氣上迫肺心氣不得通下故月事不來也（經出評熱論）

人身非常濕也非常熱也為之熱而煩滿者陰氣少而陽氣勝故熱而煩滿也人身非衣寒也中有寒氣也寒從中生者是人多痺氣也陽氣少陰氣多故身寒如從水中出也人有四支熱逢風寒如炙如火者是人陰氣虛陽氣盛四支者陽也兩陽相爭而陰氣虛少，少水不能滅盛火而陽獨治，獨治者不能生長也獨勝而止耳逢風而如炙如火者是人當肉爍也人有身寒湯火不能熱厚衣不能溫然不凍慄者是人素腎氣勝以水為事太陽氣衰腎脂枯不長一水不能勝

二火腎者水也而生於骨腎不生則髓不能充故寒甚至骨也所以不能凍慄者肝一陽也心二陽也腎孤藏也一水不能勝二火故不能凍慄病名骨痺是人當攣節也人有肉苛者雖近衣絮猶尚苛也是榮氣虛衛氣實也榮氣虛則不仁衛氣虛則不用榮衛俱虛則不仁不用肉如故也人身與志不相有曰死

人有逆氣不得臥而息有音者是陽明之逆也足三陽者下行今逆而上行故息有音也陽明者胃脈也胃者六腑之海其氣亦下行陽明逆不得從其道故不得臥也下經曰胃不和則臥不安此之謂也　夫起居如故而息有音者此肺之脈絡逆也脈絡不得隨經上下故留經而不行脈絡之病人也微故起居如故而息有音也　夫不得臥臥則喘者是水氣之客也夫水者循津液而流也腎者水臟主津液主臥與喘也 註出逆調論

終

中華中醫古籍珍稀稿抄本叢刊

總序

『上醫治國，中醫治人，下醫治病』，古有明訓。中醫藥學以天地一體、天人合一、和而不同、以人爲本的思想爲基礎，深刻體現了中華民族的認知方式和價值取嚮，承載着中華民族傳統文化的豐富内涵，是我國文化軟實力的重要體現。習近平總書記在系列重要講話中，多次引用中醫術語、運用中醫妙喻，闡述治國理政的理念和方法，準確而傳神，深刻而生動，展示了中醫藥文化藴含的哲學智慧和思維魅力。

二〇一六年二月十四日，國務院總理李克强主持召開國務院常務會議，指出傳承中醫藥優勢，發揮其獨特作用，可以更好造福人類健康。會議確定要促進中醫藥和民族醫藥繼承保護與挖掘，搶救瀕臨失傳的珍稀與珍貴古籍文獻，强化師承教育，大力培養中醫藥人才，提高中醫藥應急救治、防病治病能力。

中醫藥保護與傳承，中醫藥産業創新與發展，中醫藥古籍文獻整理與保護，已經成爲國家重視、各方關注的重要議題。中醫藥事業及古籍文獻整理與保護領域工作者們迎來了期盼已久的大好時期。

根據《中國中醫古籍總目》的著録，存世的中醫古籍有一萬三千餘種。這些文獻跨越了從先秦到晚清二千餘年的歷史，成爲人類社會極爲豐富的一筆知識財富和遺産資源。中醫古籍以圖文形式記録了中醫學數千年來積累的理論知識和臨床經驗，相對於其他學科的古籍，不僅具有珍貴的文物價值，而且具有重要的實用價值。中醫古籍得以流傳至今，得益於歷代學者的不斷整理和研究。

然而，由於歷史悠久、自然灾害、保護不力等原因，在現存萬餘種的中醫藥古籍中，大多數存在殘破、蟲蛀、濕浸等問題，有四千餘種已經成爲孤本，甚至面臨湮滅的危險。因此，如何利用現代出版技術，對優質珍貴古籍進行還原性出版，再現古籍的版本及内容價值，是中醫研究和圖書文獻信息工作的重要課題。

二十世紀九十年代以來，日新月异的現代信息技術被廣泛應用於古

籍整理、開發和保護，改變了傳統古籍整理的概念，使古籍整理進入了一個新的階段，爲解决古籍文獻保存和利用之間的矛盾提供了有效的途徑。通過數字化掃描與深加工、現代倣真出版技術，可以實現古籍復原性出版，對挽救瀕臨絶本的珍貴古籍免於失傳，保存、利用和傳播現存於世的珍貴孤本等，都具有重要意義。

《中華中醫古籍珍稀稿抄本叢刊》（第一輯）以中國科學院上海生命科學信息中心館藏的珍貴中醫古籍資源爲基礎，甄選現存於世、具有珍貴版本及學術文化價值的珍稀稿抄本作爲首批復原性出版對象。經過中醫領域及出版領域專家遴選，先期選定十種中醫古籍珍稀稿抄本，利用現代數字化掃描及出版技術，保存現有古籍原貌，重現珍貴版本價值；同時重點發揮古籍珍貴歷史文獻參考作用，爲中醫藥事業工作者、古籍研究與收藏愛好者，提供重讀歷史典籍、發掘中華歷史文化寶藏的重要機會，並爲珍稀稿抄本的長期保存和保護提供重要支撑。

叢刊致力於館藏中醫古籍中珍稀稿抄本的整理與出版，是一項『繼絶存真，傳本揚學』的重大出版工程。稿抄本與刻本相比，流傳稀少，世難一見。從第一輯選目來看，叢刊所收十種中醫稿抄本，八種爲孤抄本，一種更是孤稿本。這些古籍能够以叢書的形式原貌存真出版，實爲保護和傳承中華歷史文化寶藏的一大幸事。

在此，衷心希望《中華中醫古籍珍稀稿抄本叢刊》（第一輯）能爲中醫藥傳承創新、中醫藥文化弘揚光大，提供更多的『新鮮』材料，發揮其應有的作用和價值；衷心期望本叢刊的出版發行，帶動上海乃至全國館藏珍貴中醫古籍整理與出版的研究與發展，爲中醫藥事業、中國古籍保護事業的發展做出應有的貢獻！

陳凱先

中國科學院　院士

上海中醫藥大學　原校長

二〇一六年三月十六日於上海

提要

《素問糾略》，不分卷，元朱震亨纂，明周木校正，清錢儁參註，清康熙間古吴錢儁抄本，共九略，存一至四略。現藏中國科學院上海生命科學信息中心生命科學圖書館，爲國内孤本。

綫裝，一册。版式：半葉九行，行二十四字，雙行小字同。無板框。開本：高二十四點二釐米，寬十三點九釐米。首卷卷端題：『素問糾略』，『金華朱震音彦修纂，琴川周木近仁校正，寓古吴錢儁健庵參註』（音爲亨之誤）。内封題『素問糾略全集』。有周木《素問糾略序》，王掞《素問糾略續補正序》。王序後鈐『王掞之印』白方、『藻儒』朱方兩印。

關於此書，日本天理圖書館藏《素問糾略》明刻本，綫裝，不分卷，六册。首卷卷端署：『金華朱震亨彦修纂，琴川周木近仁校正』，序署：『大明弘治壬子秋九月吉日，吏部郎中琴川周木序』。另有日本東京大學綜合圖書館藏《素問糾略》抄本一册，所抄底本爲弘治五年序琴川周木校刊本，有眉批。中國國内無其他館藏。

朱震亨，字彦修，婺州義烏（今屬浙江）人。生於元世祖至元十八年（一二八一），卒於元惠宗至正十八年（一三五八）。因其所居處有溪名丹，故人稱朱丹溪，或尊稱爲丹溪翁、丹溪先生。先習儒學，後改醫道，研習《素問》《難經》等經典，訪求名醫，受業於羅知悌，成爲融諸家之長的一代名醫。朱震亨力倡『陽常有餘，陰常不足』之説，被後世稱爲『滋陰派』的創始人，爲金元四大家之一。

周木，江蘇常熟人。明成化十一年（一四七五）進士，曾任吏部郎中、浙江布政使等。生平研究心學、理學，人稱勉思先生。

錢儁，字健庵，寓古吴，清康熙間醫家。

『醫人不讀《素問》，猶士人不治本經』，《素問》爲醫家經典著作。《素問》研究，是丹溪醫學理論研究的出發點，朱震亨認爲醫學研究不應基於《和劑局方》，而應基於《素問》《難經》諸經。而前人對《素問》註解頗多，卷帙浩繁，故朱震亨提其領要，分條釋義，終成《素問糾略》。

《素問糾略》不分卷，由天地陰陽四時略、運氣略、形體臟腑性情略、疾病略、經隧略、診察略、平治略、湯液醪醴藥食氣味略、調攝略共九略九篇構成。館藏抄本存一至四略。摘《素問》章句，句下雙行小字註釋發微。天地陰陽四時略，解陰陽平衡、天人相應，如何取法陰陽；運氣略，解五運六氣、順應時序，規律調諧；形體臟腑性情略，解人體機制、五臟六腑之間聯繫及性情影響；疾病略，解病因病機。

此書爲佚存孤本，頗有文獻價值。

目録